MALADIES DE POITRINE, PHTHISIE, AFFECTIONS TUBERCULEUSES,
TOUX OU BRONCHITES CHRONIQUES, NUTRITION IMPARFAITE OU INSUFFISANTE,
FAIBLESSE GÉNÉRALE, ANÉMIE, PALES COULEURS, ETC.

TRAITEMENT SPÉCIFIQUE

DES

MALADIES DE POITRINE

ET DES

AFFECTIONS TUBERCULEUSES

PAR LES

HYPOPHOSPHITES

DU

Dr CHURCHILL

Sirop d'Hypophosphite de soude
Sirop d'Hypophosphite de chaux, Pilules d'Hypophosphite de quinine.

CHLOROSE, ANÉMIE.

Sirop d'Hypophosphite de fer, Pilules d'Hypophosphite de manganèse.

SWANN, PHARMACIEN

12, rue Castiglione, Paris

TRAITEMENT SPÉCIFIQUE

DES

MALADIES DE POITRINE

ET DES

AFFECTIONS TUBERCULEUSES

PAR LES

HYPOPHOSPHITES

DU

Docteur CHURCHILL

Sirop d'Hypophosphite de Soude.
Sirop d'Hypophosphite de Chaux. Pilules d'Hypophosphite de Quinine.

CHLOROSE, ANÉMIE.

Sirop d'Hypophosphite de Fer. Pilules d'Hypophosphite de Manganèse

La découverte des propriétés spécifiques des Hypophosphites contre les maladies de poitrine, contre les affections tuberculeuses, et contre l'état diathésique général ayant pour caractères l'anémie, la faiblesse et la nutrition imparfaite, qui est le point de départ d'une foule de maladies, est due au docteur Chur-

1865

chill, qui a fait connaître cette médication en 1857, et qui, depuis lors, en a fait une étude spéciale et approfondie. Il résulte des travaux de cet éminent praticien, que le point de départ des maladies tuberculeuses consiste dans une diathèse ou état général de l'organisme caractérisé par la faiblesse, l'anémie ou pauvreté du sang, et l'imperfection de la nutrition. — Suivant le docteur Churchill, cet état général a lui-même pour condition essentielle le manque ou la diminution dans l'économie du phosphore qui s'y trouve normalement à l'état oxydable ou combustible. De là, il suit que le remède spécifique de cette classe d'affections consiste en une préparation de phosphore ayant la propriété d'être à la fois assimilable, et au plus bas degré possible d'oxydation. Ce sont là les deux propositions par lesquelles le docteur Churchill résumait le problème soumis par lui au jugement de l'Académie de médecine dans un mémoire lu à cette savante société le 21 juillet 1857.

Action générale des hypophosphites sur l'organisme.

L'action immédiate des Hypophosphites se porte d'abord sur l'innervation et se traduit, chez les sujets affaiblis, par un sentiment inaccoutumé de bien-être, et de force. Le second phénomène est un accroissement de l'appétit, qui devient quelquefois énorme. Ordinairement, et par une conséquence naturelle de ce premier fait, il y a une plus grande régularité, et une plus grande abondance des évacuations intestinales. A ces phénomènes s'ajoutent bientôt les signes d'une activité inaccoutumée de la sanguification. La quantité et la coloration du sang augmentent d'une façon si rapide que les Hypophosphites constituent des hématogènes infiniment plus puissants que le fer et que tous les médicaments de cette classe connus jusqu'ici. Au bout d'un temps assez court et variable, suivant les doses employées et suivant l'état primitif du sujet, celui-ci présente des signes tranchés de pléthore veineuse manifestés par la coloration et la plénitude de la face, la rougeur des muqueuses, auparavant décolorées, et le gonflement des veines superficielles. Cet effet est souvent assez marqué pour donner à des individus qui, pendant toute leur vie, avaient paru pâles et lymphatiques, tous les caractères d'un vigoureux tempérament sanguin. Chez les femmes, la menstruation devient plus abondante, plus régulière, plus facile. Chez les enfants, la croissance est notablement activée, et, lorsqu'ils sont sous l'influence des Hypophosphites, ils n'éprouvent pas, à l'épo-

que des poussées, cette faiblesse et cet amaigrissement que l'on remarque si souvent alors
chez eux, surtout lorsqu'ils habitent les
grandes villes.

Explication des phénomènes précédents.

Les effets qui viennent d'être signalés dépendent de ce qu'il existe dans l'économie
animale plusieurs principes immédiats, dont
l'élément essentiel et caractéristique est le
Phosphore à l'état oxydable. Ces principes
immédiats se trouvent répandus : 1° Dans la
matière cérébrale et nerveuse qui est le point
de départ de tous les mouvements de la vie ;
2° dans les globules sanguins qui jouent le
rôle principal dans l'hématose pulmonaire,
c'est-à-dire dans le phénomène principal de
l'acte respiratoire qui met le sang en contact
avec l'air extérieur ; 3° dans les composés
albuminoïdes ou protéiques (tels que l'albu-
mine, la fibrine, etc.), qui constituent les
matières premières dont se forment tous les
tissus et tous les organes. Par leur grande
affinité pour l'oxygène, ces principes immédiats phosphoreux sont les premiers qui re-
çoivent l'action de l'air atmosphérique in-
troduit dans l'économie par la respiration, et
sont par conséquent le point de départ et pour
ainsi dire les initiateurs de toutes les actions

primordiales de la vitalité. C'est en fournissant à l'organisme le phosphore à l'état oxydable, en aussi grande quantité qu'il peut le demander, que les Hypophosphites deviennent des agents capables d'augmenter presque indéfiniment l'intensité de l'innervation, de l'hématose et de la nutrition moléculaire et, par suite, de rétablir et de maintenir ces trois fonctions essentielles au degré le plus élevé, compatible avec l'état normal du sujet.

Effets médicamenteux des hypophosphites.

La découverte des propriétés médicamenteuses des Hypophosphites constituera indubitablement une ère nouvelle en thérapeutique, puisque ces substances fournissent un moyen certain d'influencer d'une manière presque immédiate et de porter au plus haut degré d'énergie compatible avec les conditions organiques du sujet, les trois fonctions primordiales de la vie animale : l'innervation, l'hématose et la nutrition moléculaire. L'emploi de ces sels se trouve donc indiqué dans toutes les affections qui dépendent de l'affaiblissement de l'une ou de l'autre de ces trois fonctions. Tels sont, par exemple :

L'anémie ou pauvreté du sang ;

La chlorose ou pâles couleurs ;

L'affaiblissement et l'épuisement chez les femmes grosses et chez les nourrices ;

Beaucoup de cas de dysménorrhée ou d'aménorrhée (menstruation difficile ou supprimée), surtout chez les jeunes filles à l'époque de la puberté ;

Le rachitisme ;

La dentition difficile ou retardée chez les enfants ;

Beaucoup de toux ou de bronchites chroniques ;

Le marasme ;

La plupart des cas de spermatorrhée ;

Certains cas de myélite (maladie de la moelle épinière) ;

Pour relever les forces dans la convalescence, après presque toutes les maladies suivies d'affaiblissement.

Mais les Hypophosphites ne manifestent nulle part leur action curative avec plus d'énergie que dans les affections tuberculeuses, telles que :

La phthisie pulmonaire ou maladie de poitrine ;

La scrofule ou tuberculose des glandes et des systèmes osseux et cutanés qui comprend :

Le carreau des enfants ;

La déformation ou carie des os, l'ulcération de la peau, etc. ;

Conditions nécessaires pour la guérison par l'emploi des hypophosphites.

Pour que l'emploi des Hypophosphites soit suivi de guérison dans les différentes affections qui viennent d'être énumérées, il faut plusieurs conditions qui sont :

1° Que les Hypophosphites employés soient parfaitement purs ;

2° Qu'ils soient administrés d'après certaines règles ;

3° Que la maladie dans laquelle on les emploie n'ait pas déjà produit une destruction d'organes incompatible avec la vie.

Voici l'exposé sommaire et très-abrégé de chacune de ces trois séries de conditions.

Pureté des hypophosphites.

Il est facile de comprendre combien la pureté des Hypophosphites peut influer sur les résultats thérapeutiques ou curatifs, lorsqu'on sait que le mélange d'une petite quantité de substances étrangères (par exemple, de quelqu'une de celles qui sont employées dans leur préparation), suffit pour entraver ou empêcher complétement les différents effets qui ont été indiqués plus haut. Quelquefois même ces impuretés ont produit des accidents graves. Ainsi, tandis qu'à Londres des Hypophosphites impurs ont pu être donnés à la dose de 12 grammes par jour sans modifier en aucune façon l'état du malade, soit en bien, soit en mal; à Vienne, d'autres Hypophosphites également impurs, mais par une cause différente, ont produit des accidents graves à la dose de 10 centigr., c'est-à-dire à une dose 120 fois plus petite.

Frappé de la nécessité qu'il y a de livrer à la pratique médicale des Hypophosphites parfaitement purs, M. Swann, après s'être entendu avec le docteur Churchill sur la meilleure méthode pour les obtenir et sur les différents détails de leur préparation, est arrivé à obtenir ces sels dans un état de parfaite pureté et d'après un procédé constant et uniforme.

Les Hypophosphites préparés par M. Swann sont les seuls qui aient reçu l'approbation du docteur Churchill et les seuls dont il recommande l'usage aux médecins et aux malades, ainsi qu'on peut le voir par la citation suivante :

« Plusieurs personnes, tant en Europe qu'en
« Amérique, se permettent de faire usage de
« mon nom pour recommander leurs prépa-
« rations des Hypophosphites. Ceci a été fait
« sans aucune espèce d'autorisation de ma

« part et mérite d'autant plus d'être signalé
« à la réprobation publique que plusieurs des
« préparations qu'on a prétendu recomman-
« der ainsi, et que j'ai eu l'occasion d'exa-
« miner, sont complétement impropres à
« l'usage médical. Pour des raisons qne j'ai
« exposées ailleurs, je me suis longtemps
« refusé à recommander les préparations
« d'aucun pharmacien en particulier ; mais
« l'abus de mon nom que je viens de signaler
« est porté aujourd'hui à un tel point, que je
« crois qu'il est de mon devoir envers moi-
« même et envers les autres, de faire con-
« naître, en réponse aux nombreuses ques-
« tions qui me sont journellement adressées
« sur ce point, que depuis plusieurs années
« la majorité de mes malades ont fait exécu-
« ter mes ordonnances chez M. Swann, phar-
« macien-chimiste, 12, rue de Castiglione, à
« Paris, et que j'ai toujours été satisfait des
« effets produits par ses préparations. Le pro-
« cédé suivi par M. Swann, dans la fabrica-
« tion des Hypophosphites, est celui que j'ai
« décrit au commencement de cet article. »
(*Medical Circular*, *9 avril* 1862.)

Les Hypophosphites sont préparés par
M. Swann sous forme de solutions titrées, à
cause de la difficulté qu'il y a d'obtenir ces
sels parfaitement purs, à l'état de siccité.
Comme ces solutions s'altèrent peu à peu au

contact de l'air, on prévient cette altération en les transformant en sirop.

Doses et règles de traitement.

Le Sirop d'Hypophosphite de soude ou de chaux est prescrit par le docteur Churchill dans les maladies précédemment indiquées, à la dose d'une cuillerée à bouche une ou deux fois par jour pour les hommes adultes. Pour les les femmes, surtout si elles sont nerveuses et délicates, menant une vie sédentaire, et ne se livrant à aucun travail manuel, la dose devra, en général, être moindre de moitié. Pour les enfants de 7 à 15 ans, la dose sera la même que pour les femmes. Pour les enfants de 2 à 7 ans, la dose est de une à deux cuillerées à café chaque jour. Enfin, pour les petits enfants au-dessous de cet âge, il ne faut guère dépasser le quart ou la moitié d'une cuillerée à café dans les 24 heures ; ce que l'on fait facilement en mélangeant une cuillerée à café du sirop avec soit une fois, soit trois fois la même quantité d'eau, et en donnant une cuillerée à café de cette solution.

Les sirops peuvent se prendre seuls ou dans un quart de verre d'eau. Il est préférable, en général, de les prendre au moment des repas. Ils n'ont aucun goût de médicament.

Les deux sirops de soude et de chaux ont à peu près les mêmes propriétés thérapeutiques, et dans la plupart des maladies, peuvent être employés indistinctement. Il n'en est pas de même dans les cas de phthisie très-avancée, mais alors le choix de la médication repose sur des considérations qui sortiraient du cadre d'une simple notice comme celle-ci et pour lesquelles nous renvoyons le praticien aux écrits du docteur Churchill, notamment à son ouvrage sur *la Cause et le Traitement spécifique de la tuberculose.*

Les pilules d'Hypophosphite de quinine sont employées à la dose d'une pilule deux ou trois fois par jour en cas de diarrhée, et à celle de deux à six pilules en cas de fièvre, une heure avant l'accès. — Ces pilules jouissent d'une efficacité extraordinaire pour combattre les fièvres intermittentes rebelles aux autres préparations de quinine, ainsi que celles qui présentent le type irrégulier ou anormal. Dans ce dernier cas, on les administre soir et matin aux doses déjà indiquées. Le docteur Churchill, qui a eu une grande expérience des maladies tropicales, recommande ces pilules à haute dose (de 20 à 40 par jour) dans la fièvre jaune, dans la fièvre intermittente pernicieuse, et dans la fièvre rémittente des pays chauds.

Conditions de curabilité.

Les affections qui ont été énumérées plus haut, comme susceptibles d'être guéries par les préparations hypophosphoreuses, peuvent se partager en deux classes. Les unes, comme par exemple la chlorose, l'anémie, etc., ne sont pas accompagnées de lésions organiques, ou n'offrent que des lésions pour ainsi dire insignifiantes : d'autres, telles que la phthisie pulmonaire ou maladie de poitrine, la tuberculose mésentérique ou carreau des enfants, etc., produisent, à une certaine période de leur développement, des lésions organiques extrêmement graves, et dont la tendance est d'augmenter sans cesse jusqu'à ce qu'elles amènent la mort du sujet. De plus, à mesure que ces lésions font des progrès, des complications ou maladies consécutives viennent s'ajouter à l'affection principale pour en hâter le cours et en aggraver les symptômes, telles sont, par exemple, pour les maladies de poitrine, l'hémoptysie, ou crachement du sang, la diarrhée, etc.

Il est facile de comprendre que l'action des Hypophosphites dans ces deux classes de maladies, tout en étant la même sur l'affection primitive, qui est le point de départ de toutes les souffrances du patient, sera suivie de résultats différents, suivant l'état dans lequel se trouve le sujet au moment de commencer le traitement. — Les maladies de la première classe disparaissent rapidement et dans tous les cas par l'usage des Hypophosphites.

Dans les affections de la seconde espèce, au contraire, la guérison n'aura lieu que si les désordres organiques n'ont pas déjà dépassé une certaine limite, et le retour à la santé sera d'autant plus rapide que ces désordres seront moins graves. Ainsi un malade peu avancé, celui par exemple qui n'aura que quelques tubercules déposés au sommet d'un poumon, guérit à coup sûr par l'usage des Hypophosphites employés d'après les règles précédemment indiquées. C'est là un résultat qui ne peut être produit avec certitude par aucune autre médication, quelque peu considérable que soit la lésion pulmonaire.

Lorsque les désordres déjà existants dans les poumons ou dans les autres organes sont considérables, la guérison demandera un temps plus ou moins long, proportionné à la gravité des lésions, et qui pourra varier entre plusieurs mois et un ou deux ans, la convalescence, au lieu de suivre une marche régulière et uniformément croissante, présentera quelquefois des temps d'arrêt, des oscillations alternatives en sens inverse, soit par suite de complications accidentelles, soit par l'évolution naturelle et inévitable des produits morbides déjà existants. Il est de la plus haute importance que ni le malade ni le praticien ne s'en laissent pas imposer ou décourager par cette lenteur apparente de la convalescence, ni surtout par une recrudescence momentanée de quelque symptôme principal, comme par exemple la toux, au point d'abandonner l'usage des Hypophosphites.. Ces médicaments sont le seul moyen connu d'arrêter la diathèse tuberculeuse, et l'arrêt de cette diathèse est la condition indispensable à la guérison du malade.

Dans ces cas, il faut étudier avec soin les causes de l'aggravation de tel ou tel symptôme que l'on verra le plus souvent être due à l'une des trois conditions suivantes :

1° A l'emploi des Hypophosphites à trop hautes doses. Dans ce cas, il faut restreindre ou en suspendre momentanément (mais seulement momentanément) l'usage; 2° à une complication accidentelle et surtout à quelque phénomène inflammatoire qu'il faut combattre par des moyens appropriés soit seuls, soit combinés avec l'emploi continu des Hypophosphites; 3° enfin à la dégénérescence plus rapide des produits morbides, dégénérescence qu'il faut modérer et dont il faut chercher à restreindre les conséquences par un traitement convenable.

C'est parce que beaucoup de praticiens ignorent ces faits ou n'en tiennent pas assez compte, que l'on voit souvent succomber des malades qui présentaient toutes les conditions nécessaires pour arriver à une guérison complète.

Un point qui mérite d'être signalée, c'est l'importance qu'il y a de continuer le traitement pendant l'été, à l'époque où les complications inflammatoires sont plus rares et où il est moins souvent nécessaire d'interrompre le traitement pour parer à des accidents produits par les changements atmosphériques.

Les études du docteur Churchill, sur l'action des Hypophosphites, contre la phthisie, poursuivies pendant plusieurs années chez un très-grand nombre de sujets, lui ont permis de déterminer avec une exactitude en quelque sorte mathématique, et avec une précision égale, sinon supérieure aux faits les mieux établis en médecine, les limites de l'action curative des Hypophosphites et les conditions dans lesquelles on peut assurer la guérison du malade. Ces études l'ont amené à la conclusion que : « Comme dans l'immense « majorité des cas, le dépôt tuberculeux s'o- « père graduellement et n'envahit le poumon « que par portions successives, il existe un « temps plus ou moins long pendant lequel « la lésion locale est d'une importance secon-

« daire, et que jusqu'à ce que ce point ait été
« dépassé, toute phthisie, ou maladie de poi-
« trine, peut être guérie à coup sûr par l'em-
« ploi des Hypophosphites. De là il a été
« amené à formuler le précepte que tout pra-
« ticien appelé à traiter un cas de phthisie
« doit avoir recours, de prime abord, aux
« Hypophosphites, et ne pas attendre, pour le
« faire, qu'il ait perdu un temps précieux et
« souvent irréparable dans l'administration de
« médicaments dont l'inefficacité est notoire. »

Il serait impossible, dans une notice comme
celle-ci, de donner un aperçu même superfi-
ciel des conditions de curabilité correspon-
dantes aux différents degrés de la phthisie.
Cet exposé ne serait d'ailleurs guère à la portée des personnes qui n'ont pas fait une étude
spéciale de la médecine. Les praticiens qui
désirent étudier cette question, la trouveront
exposée dans l'ouvrage du docteur Churchill
que nous avons déjà cité. Nous nous conten-
terons de reproduire ici, sous forme sommaire, quelques-unes des conclusions principales sur la curabilité qu'on y trouve énoncée.

La phthisie, soumise au traitement par les
Hypophosphites, se guérit dans les conditions
suivantes :

1° Lorsqu'elle est encore au premier degré;

2° Au deuxième degré, lorsqu'elle n'a encore envahi qu'un seul poumon;

3° Quand la maladie, au deuxième degré, a envahi les deux poumons, les conditions essentielles de la guérison, *après la cessation de la diathèse par l'emploi des Hypophosphites*, c'est que le ramollissement s'arrête ou ne s'opère que lentement;

4° Quand la maladie est arrivée au troisième degré et n'occupe qu'un seul poumon, la guérison a également lieu dans une forte proportion des cas;

5° Quand la maladie est arrivée au troisième degré, et que les deux poumons sont atteints, la guérison est encore possible;

6° Même avec des excavations ou ulcères dans les deux poumons, la guérison a pu avoir lieu dans quelques cas exceptionnels;

7° Dans les cas où il y a complication, le pronostic dépend de la possibilité de faire disparaître celle-ci par des moyens appropriés.

On voit, d'après cela, qu'à mesure que la maladie fait des progrès et que la destruction d'organes déjà accomplie est plus grave, les conditions de curabilité deviennent plus nombreuses et plus compliquées. Elles sont, par conséquent, plus difficiles à observer et la guérison dépend plus immédiatement de l'habileté spéciale du médecin qui dirige le traitement, et de son expérience dans l'emploi des Hypophosphites.

Prophylaxie ou moyen de prévenir les maladies de poitrine.

On ne connaît jusqu'ici, en dehors des Hypophosphites, aucun moyen de prévenir la phthisie ou maladie de poitrine, avec la moindre chance de succès. Mais, pour cette raison même que l'efficacité curative des Hypophosphites est d'autant plus certaine que la lésion pulmonaire est moins avancée, il est de la plus haute importance que cette médication soit employée aussitôt que l'existence de la phthisie a été constatée, ou même qu'une maladie de poitrine est seulement soupçonnée. Si l'action curative des Hypophosphites, contre la phthisie déclarée, est limitée par les lésions organiques que présente le malade au moment de commencer le traitement, si ces limites deviennent de plus en plus étroites à mesure que ces lésions organiques sont plus graves, il n'en est pas de même de l'action des Hypophosphites contre la diathèse ou état général de l'organisme, qui est la condition indispensable au développement des tubercules dans les organes. Contre cet état général, leur action curative ou préventive est complète. Nous n'hésitons pas à dire que non-seulement elle est supérieure à celle du fer contre la chlorose,

mais encore qu'elle est plus certaine que
l'action du quinquina contre les fièvres intermittentes, du mercure contre les syphi-
lis, de la vaccine contre la petite-vérole. Sur
un très-grand nombre de malades soup-
çonnés d'être atteints de phthisie et soumis au
traitement préventif par les Hypophosphites,
M. Churchill assure qu'il n'a jamais vu la maladie se déclarer même dans un seul cas. Il
serait donc difficile d'exagérer l'importance,
sous le rapport hygiénique et social, d'un
moyen de prévenir la plus grave des maladies
qui affligent l'espèce humaine, maladie qui,
à elle seule, emporte le sixième de la popula-
tion. Le temps arrivera sans doute où il sera
indispensable, que toute personne intelligente
et instruite connaisse, au moins d'une manière
générale, les signes qui indiquent qu'on est
sous l'imminence d'une maladie de poitrine
et les quelques règles nécessaires à suivre
dans l'emploi du seul moyen assuré pour en
prévenir l'attaque. Nous allons les exposer
aussi brièvement que possible, en emprun-
tant les paroles mêmes du docteur Churchill.

« Si, dit M. le docteur Churchill, sans cause
« apparente ou sous l'influence de causes sus-
« ceptibles de produire la faiblesse ou l'épui-
« sement, telles que les privations, le chagrin,
« les fatigues, les excès, la grossesse, l'accou-
« chement, l'allaitement, la croissance, une

« convalescence languissante à la suite d'au-
« tres maladies : si, à la suite de quelqu'une
« de ces causes, une personne commence à
« perdre ses couleurs, ses forces, son embon-
« point ou son appétit; si elle se plaint de
« douleurs dans la poitrine ou dans le dos,
« d'oppression, d'insomnie; si elle éprouve
« un sentiment général d'abattement et de
« langueur, il y a lieu de craindre qu'elle ne
« soit déjà prédisposée à la maladie, ou, pour
« parler plus correctement, peut-être souffre-
« t-elle déjà de l'affection générale qui consti-
« tue la diathèse tuberculeuse.

« Si aux symptômes ci-dessus indiqués
« s'ajoute de la toux, même légère, surtout si
« cette toux s'est produite lentement et pen-
« dant la belle saison, la probabilité est en-
« core plus grande.

« Dans quelque circonstance que ce soit,
« une toux qui dure pendant quelque temps
« et qui persiste pendant la belle saison chez
« une personne au-dessous de quarante ans,
« est *suspecte*, et doit inspirer de sérieuses in-
« quiétudes, jusqu'à ce que la cause et la na-
« ture en aient été déterminées par un exa-
« men suffisant et surtout par l'auscultation
« de la poitrine.

« Si à cet ensemble de phénomènes vien-
« nent se joindre de la fièvre vers le soir, des
« sueurs ou de la moiteur pendant le som-

« meil, particulièrement autour de la tête et
« du cou; si le malade crache du sang, il est
« probable que l'affection est déjà arrivée à la
« période où elle se manifeste par un dépôt
« dans les poumons. La valeur que l'on doit
« attribuer à ces signes sera de beaucoup aug-
« mentée s'ils se montrent vers l'époque de la
« puberté, ou entre les âges de vingt et de
« trente-cinq ans, surtout s'ils se présentent
« chez une personne dans la famille de la-
« quelle d'autres membres ont souffert de ma-
« ladies de poitrine, ou ont présenté des signes
« semblables.

« Si, à la première apparition de ces symp-
« tômes, et surtout de ceux qui ont été énu-
« mérés en premier lieu, le malade commence
« à prendre tous les jours le sirop d'Hypo-
« phosphite, il les verra le plus souvent dis-
« paraître dans un laps de temps qui peut
« varier de quelques jours à un mois, et, en
« continuant à employer par intervalles ce
« médicament, il se trouvera bientôt jouir
« d'une santé telle que de sa vie peut-être, il
« n'en avait jamais connue de pareille. »

Lorsque le malade n'a aucun des signes qui
viennent d'être énumérés, soit parce qu'ils ne
se sont pas présentés chez lui, soit parce qu'ils
ont disparu sous l'influence de la médication,
il peut regarder le traitement comme étant
purement prophylactique, et employer le si-

rop d'Hypophosphite de soude ou celui de chaux seulement par intervalles aux doses précédemment indiquées ; ainsi par exemple, soit une dose tous les deux jours, soit une dose chaque jour, pendant une semaine, avec suspension pendant la semaine suivante, ou pendant un temps plus ou moins long. Sous ce rapport, il existe d'assez grandes différences suivant les sujets : tandis que, chez les uns, deux ou trois cuillerées par semaine suffisent pour les maintenir dans un parfait état de santé ; d'autres éprouvent un retour des symptômes, tels que faiblesse, sueurs, etc., aussitôt que la dose tombe au-dessous de deux cuillerées par jour.

Cette variabilité dans les doses nécessaires pour produire un même effet chez les différents sujets dépend des dispositions primitives de l'organisme et de la rapidité avec laquelle s'usent ou se réparent les divers principes immédiats contenant l'élément phosphoreux. C'est parce que chez les uns ces composés s'usent beaucoup plus rapidement que chez d'autres, que toute personne ayant déjà souffert d'une maladie de poitrine, ou ayant présenté les symptômes dont il vient d'être question, fera bien, si elle veut être à l'abri de toute rechute, de ne jamais cesser complétement l'emploi du sirop d'Hypophosphite, pendant une période de plus de trois mois consécutifs, et surtout elle devra se hâter de le reprendre aussitôt qu'elle s'apercevra du retour de quelques-uns des symptômes qui viennent d'être énumérés. Afin donc de pouvoir employer la médication comme préventif, en pleine connaissance de cause, il sera utile d'étudier le degré de susceptibilité de chacun et de déterminer par l'observation la dose nécessaire pour maintenir la santé du sujet à l'état normal, en tenant compte pour cela des considérations qui vont être exposées dans le paragraphe suivant.

Contre-indications à l'emploi des hypophosphites.

Pendant le cours d'une maladie, il peut se présenter des signes particuliers auxquels on donne, en médecine, le nom de contre-indications, parce qu'ils indiquent que la médication ne doit pas être employée ou qu'elle doit être suspendue pendant un certain temps. C'est encore là un des points pour lesquels il est bon d'avoir recours aux résultats observés par le docteur Churchill. Voici sommairement les principales conclusions énoncées par ce praticien :

Les Hypophosphites stimulent à la fois l'innervation, l'hématose et la nutrition, mais

pour que les effets produits par cette action
soient favorables au malade et amènent la
guérison de son affection, il faut qu'elle ne
dépasse pas une certaine limite et que les
changements qu'elle produit dans l'économie
soient amenés lentement et d'une manière en
quelque sorte presque insensible. C'est faute
de comprendre ce principe et les conséquences
qui en découlent, que l'on voit quelquefois
succomber des phthisiques qui réunissaient
toutes les conditions pour guérir si la médication eût été employée d'une manière plus
judicieuse.

Dans les maladies sans lésion organique,
l'emploi des Hypophosphites, même à trop
haute dose ou continué d'une manière trop
prolongée, n'offre, en général, aucun inconvé-
nient; le malade éprouve un certain malaise,
cesse la médication et tout rentre dans l'ordre
par la simple suspension du traitement. Il en
est de même dans les maladies à lésion organique (telles par exemple que la phthisie)
lorsque la médication n'est donnée qu'à titre
de préservatif ou lorsque les lésions sont peu
avancées. Si donc chez un malade soupçonné
seulement de phthisie, il survient pendant le
cours du traitement préventif des troubles
qui n'existaient pas auparavant, il suffira, en
général, de diminuer les doses du médicament ou de le suspendre pendant quelques

jours. Ainsi, nous l'avons déjà dit, il faudra se garder d'y renoncer entièrement, comme on le fait quelquefois, car les Hypophosphites offrent le seul moyen de guérison connu.

Mais lorsqu'il s'agit d'un cas de phthisie avancée ou déjà ancienne, les choses ne se passent pas toujours de la sorte. Dans ce cas, les troubles produits par l'emploi injudicieux des Hypophosphites, soit parce qu'ils ont été donnés à trop haute dose, soit parce qu'on les a administrés pendant une trop longue période sans interruption, ne cessent pas toujours par la suspension du traitement, mais demandent l'emploi de moyens particuliers. Dans ces cas avancés, l'issue de l'affection dépendra donc le plus souvent, comme nous l'avons déjà dit, de l'habileté du praticien à manier les Hypophosphites et de son habitude de saisir les indications ou les contre-indications de leur emploi.

Voici quelques-uns des signes auxquels on reconnaît que les Hypophosphites ont été données à dose trop élevée et qu'il faut en suspendre momentanément l'emploi. Ces signes peuvent se présenter soit seuls, soit réunis en nombre plus ou moins grand :

Courbature ou lassitude, douleurs vagues, somnolence, mal de tête, bourdonnements d'oreilles, vertiges, perte subite de l'appétit ou des forces, et surtout saignement du nez, quand même celui-ci n'aurait été que de quelques gouttes.

Enfin, il existe certaines conditions morbides qui fournissent au praticien des indications ou contre-indications importantes. En voici les principales :

1° On ne doit pas commencer l'emploi des Hypophosphites pendant un état inflammatoire aigu, mais attendre que celui-ci ait été combattu par des moyens appropriés;

2° On doit, dans la plupart des cas, suspendre momentanément l'emploi des Hypophosphites si, pendant le cours du traitement, le malade vient à être atteint d'une complication inflammatoire, mais les reprendre aussitôt que les signes aigus de la complication auront disparu;

3° On ne doit pas employer les Hypophosphites pendant une hémoptysie à forme dite active, mais les donner au contraire hardiment et sans crainte d'accidents contre les hémoptysies chroniques ou à forme passive;

4° On surveillera avec un soin tout particulier les effets produits par la médication chez les malades atteints d'une affection du cœur.

Conclusions.

Nous avons dit plus haut que la découverte
des propriétés curatives des Hypophosphites
formerait un jour époque dans la science médicale. Nous sommes convaincus que le temps
justifiera cette prétention, et nous nous conten-
terons, en attendant, d'appeler spécialement
l'attention sur une question qui découle direc-
tement de celles que nous venons d'exposer. Les
résultats nombreux observés par le Dr Churchill, chez des enfants chétifs ou nés de parents
tuberculeux ; le fait capital que la tuberculisa-
tion ne s'est pas développée une seule fois chez
le grand nombre de personnes qui ont employé cette médication sous ses yeux à titre
préventif, même lorsque la prédisposition hé-
réditaire était portée au plus haut degré ; l'influence manifeste qu'il a constatée dans les
préparations Hypophosphoreuses pour activer
la croissance des jeunes individus, soit chez
l'homme, soit chez les animaux, tous ces faits
indiquent que l'on possède dans les Hypophosphites, non-seulement le moyen de tarir,
en supprimant la phthisie, une des principales sources de misère qui affligent les po-
pulations des grandes villes, mais encore
celui de mettre fin à une dégénérescence spé-

ciale à notre époque : ce rabougrissement des générations nouvelles, qui a été l'objet de travaux importants de la part de plusieurs médecins éminents, et qui est déjà devenu assez frappant pour éveiller l'attention des gouvernements.

Sur ce côté de la question, nous appelons l'attention de tous les hommes de bonne volonté, de tous les philanthropes d'action, et, pour nous servir des paroles du docteur Churchill, nous leur signalons « dans l'emploi des « Hypophosphites, à titre d'aliment occasion-« nel ou temporaire, un moyen certain de « maintenir la santé et la vigueur des ouvriers « des fabriques, des détenus des prisons, des « enfants pauvres et chétifs, des membres des « communautés religieuses, de tous ceux en « un mot que les circonstances condamnent « soit à un travail excessif, soit à une alimen-« tation insuffisante ou qui n'est pas en rap-« port avec les dépenses que l'économie est « appelée à faire. »

SIROP ET SOLUTION

D'HYPOPHOSPHITE DE FER

DU Dr CHURCHILL

CHLOROSE. — ANÉMIE. — SCROFULES. — RACHITISME.
BLENNORRHAGIE. — LEUCORRHÉE.
FIÈVRES INTERMITTENTES. — AMÉNORRHÉE.

« La chlorose, disent MM. Trousseau et Pi-
« doux (*Traité de thérapeutique et de matière
« médicale*), domine la pathologie de la femme,
« et le médecin qui ne saura pas reconnaître
« cette affection échouera souvent dans le trai-
« tement des maladies des femmes. Dans la
« forme la plus grossière et quand il est rare-
« ment permis de la méconnaître, la chlorose
« se présente avec le cortége des symptômes
« suivants :

« Décoloration générale de la peau et des
« membranes muqueuses, amaigrissement,
« bouffissure de la face et des extrémités infé-
« rieures.

« État nerveux, hystérie, mélancolie, versa-
« tilité, débilité musculaire.

« Douleurs névralgiques à type ordinaire-
« ment irrégulier.

« Augmentation ou diminution du volume
« du cœur; impulsion ventriculaire quelque-
« fois plus énergique, d'autres fois plus faible
« que dans l'état sain ; son quelquefois écla-
« tant du deuxième bruit du cœur ; bruits de
« souffle divers dans les gros vaisseaux arté-
« riels, et notamment dans les carotides, dans
« les sous-clavières, etc., etc.

« Pouls plus fréquent que dans l'état de
« santé, chaleur fébrile, sécheresse de la peau,
« soif.

« Anhélation au moindre mouvement.

« Dyspepsie, pyrosis, appétits dépravés,
« gastralgie, peu de vomissements, constipa-
« tion, diarrhée quand la maladie a duré long-
« temps.

« Menstruation douloureuse, irrégulière,
« peu abondante, décolorée, nulle; flueurs
« blanches; ménorrhagie, infécondité.

« Tel est le tableau ou plutôt l'ébauche de
« la chlorose.

« Ce cortége effrayant de symptômes dispa-
« raît ordinairement avec rapidité sous l'in-
« fluence des préparations ferrugineuses. »

En effet, donner au sang un des principaux
éléments qui lui manquent, c'est le moyen
de le rendre apte à remplir de nouveau son

rôle réparateur et à influencer régulièrement l'économie.

Mais dans beaucoup de cas, le fer et ses préparations actuellement employées sont insuffisants pour amener la guérison. Le médecin est souvent obligé d'avoir recours tantôt à une préparation, tantôt à une autre. Les sels de fer se sont multipliés depuis quelques années sans que la thérapeutique ait gagné sérieusement par cet accroissement de matériel. Les combinaisons de phosphore et de fer sont celles qui présentaient le plus de chances de succès dans les maladies citées plus haut ; seulement les chimistes se sont attachés aux combinaisons de l'acide phosphorique avec l'oxyde de fer, combinaisons où le phosphore entre dans l'économie au maximum d'oxydation.

Les travaux récents de différents pathologistes et surtout ceux du Dr Churchill ont démontré que cette conception est inexacte, et que le rôle le plus important du phosphore dans l'organisme ne peut être rempli qu'autant que cet élément se trouve encore à l'état oxydable.

Les travaux de M. le Dr Churchill sur les Hypophosphites et le succès obtenu par les sirops d'Hypophosphite de soude et de chaux dans la phthisie, ont appelé notre attention sur une combinaison du fer avec le phosphore au minimum d'oxydation, *Hypophosphite de fer*. Nous avons adopté pour ce produit chimique la forme de Sirop ou de solution, les seules où il existe à l'état pur, et qui sont du reste les formes les plus convenables pour son administration. Ces préparations ont été prescrites par plusieurs médecins éminents, notamment par M. le Dr Marion Sims, chirurgien de l'hôpital pour les maladies des femmes à New-York; M. le Dr Shrimpton, chevalier de la Légion d'honneur; M. le Dr Beyran, chevalier de la Légion d'honneur, médecin de l'ambassade ottomane; M. le Dr Gantillon, de la Faculté de Paris et de l'hôpital de Savannah (Amérique); M. le Dr Mac-Carthy, MM. les Drs Mallez, Migon, Thierry-Mieg, etc., etc.

La faveur dont jouissent ces préparations parmi tous ceux qui les connaissent, malades ou médecins, nous fait un devoir d'en propager l'emploi. Une circonstance digne d'être signalée, c'est que jamais la guérison de la chlorose par l'Hypophosphite de fer n'amènera l'invasion de la phthisie, comme le font souvent les autres préparations ferrugineuses, ainsi que l'ont observé plusieurs médecins éminents (Trousseau, Millet, Churchill etc.), puisque le phosphore sous forme d'Hypophosphite est un prophylactique certain contre cette terrible maladie. Vid : *De la cause immédiate de la phthisie pulmonaire et des maladies tuberculeuses (un vol. in 8° chez Masson)*.

Le Sirop d'**Hypophosphite** de fer est ordonné par les médecins à la dose d'une grande cuillerée, deux ou trois fois par jour dans un peu d'eau.

La Solution d'Hypophosphite de fer, à la dose d'une grande cuillerée prise au moment des repas avec de l'eau et du vin, convient aux personnes qui ne peuvent pas prendre un médicament sucré.

Ces deux préparations sont agréables au goût, ne noircissent pas les dents, ne produisent pas de constipation. Elles présentent donc de notables avantages sur toutes les autres préparations ferrugineuses.

Le Sirop et la Solution d'Hypophosphite de fer se vendent en flacons carrés, avec le nom du Dr Churchill dans le verre.

PRIX : **4** FRANCS CHACUN EN FRANCE.

PILULES

D'HYPOPHOSPHITE DE MANGANÈSE

du Dr CHURCHILL

Les pilules d'Hypophosphite de manganèse, renfermant une combinaison chimique qui réunit à la fois les propriétés thérapeutiques de l'acide phosphoreux et celles du manga-

nèse, sont d'une efficacité incontestable. Toutes
les fois que l'emploi du fer peut offrir aux
yeux des médecins des inconvénients, il peut
avoir recours à l'Hypophosphite de manganèse.
Il peut dans d'autres cas varier le traitement
en ordonnant pendant 15 jours du sirop d'Hypophosphite de fer et puis pendant 15 jours
des pilules d'Hypophosphite de manganèse.
Les malades se trouvent bien de ce change-
ment, et l'alternation de sirop et de pilules
leur semble agréable et fatigue moins l'esto-
mac que la continuation d'un même médicament pendant un laps de temps considérable.

L'Hypophosphite de manganèse a une action
spéciale sur la sécrétion hépatique, et a été
employé avec grand succès par le docteur
Churchill dans diverses affections du foie,
surtout celles qui résultent du séjour pro-
longé dans les pays tropicaux. Cette propriété,
dont jouit l'Hypophosphite de manganèse,
d'augmenter la sécrétion de la bile, donne à
ce médicament un avantage particulier sur
beaucoup de préparations de fer, celui de ne
jamais produire de constipation. La dose est
de une, deux ou trois pilules par jour. Ces pilules sont prescrites par le docteur Churchill
à prendre au moment des repas.

Les Pilules d'Hypophosphite de manganèse
se vendent en flacons carrés.

PRIX : **4** FRANCS EN FRANCE.

A Bruxelles, chez M. DELACRE, pharmacien, Montagne de la Cour.

A Liége, chez M. GOOSENS, pharmacien.

A Spa, chez M. SCHALTIN, pharmacien.

A Genève, chez MM. BURKEL frères, droguistes, M. BASTARD, pharmacien. — BAKER, droguiste.

A Zurich, M. le docteur KYBURZ, droguiste.

En Amérique, à Philadelphie, chez M. F. BROWN, chimiste, Corner of Fifth and Chestnut streets.

A New-York, chez M. HEGEMAN and C° Broadway.

A Boston, chez MM. J. METCALF and. C°; MM. J. I. BROWN père et fils, 425, Washington street.

Au Canada, M. DINGWALL, pharmacien, Hamilton.

Aux Bahamas, NASSAU, Apothecaries'Hall.

A Madrid en gros, chez M. SAAVEDRA, calle Mayor, 10, et ses nombreux Dépositaires de province. En détail, chez M. CALDERON, calle del Principe, 13; M. COLLANTES, plazuela del Angel, 7.

A Barcelone, chez D. José MARTI Y ARTIGAS.

A Malaga, chez D. Pablo, PROLONGO.

A Turin, chez M. MONDO.

A Rome, chez M. SINIMBERGHI, pharmacien, via Frattina.

A Florence, à la pharmacie anglaise, 17, via Tornabuoni.

A Naples, M. KERNOT, pharmacien, 4, strada San-Carlo; M. ANDRA d'EMILIO, droguiste, 50, Concezione Toledo; MM. LONARDO et ROMANO, pharmaciens; M. MARIA DI GAETANO, dróguiste.

A Lisbonne, chez M. AVELLAZ, pharmacien, rua Augusta.

A Montevideo, chez M. LASCALES, pharmacien.

A Buenos-Ayres, chez M. ETCHEPAUBORDA, pharmacien.

A Valparaiso et Santiago de Chili. En gros chez MM. GERMAIN HERMANOS.

A Melbourne, Australie, chez MM. HOOD et Cie, droguistes.

SOMMAIRE

PARIS. — IMP. V. GOUPY ET Cᵉ, RUE GARANCIÈRE, 5.